Hippocrate

Du régime des maladies aigues

Traité

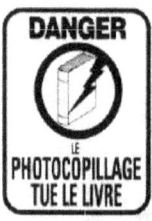 Le code de la propriété intellectuelle du 1er juillet 1992 interdit en effet expressément la photocopie à usage collectif sans autorisation des ayants droit. Or, cette pratique s'est généralisée dans les établissements d'enseignement supérieur, provoquant une baisse brutale des achats de livres et de revues, au point que la possibilité même pour les auteurs de créer des œuvres nouvelles et de les faire éditer correctement est aujourd'hui menacée. En application de la loi du 11 mars 1957, il est interdit de reproduire intégralement ou partiellement le présent ouvrage, sur quelque support que ce soit, sans autorisation de l'Éditeur ou du Centre Français d'Exploitation du Droit de Copie , 20, rue Grands Augustins, 75006 Paris.

ISBN : 978-1718612198

10 9 8 7 6 5 4 3 2 1

Hippocrate

Du régime des maladies aigues

Traité

Table de Matières

Du régime des maladies aigues   7

Du régime des maladies aigues

1. Ceux qui ont composé le livre intitulé Sentences cnidiennes, ont écrit exactement ce qu'éprouvent les malades dans chacune des affections, et quelle issue quelques-unes ont prise; dans cette limite, un homme même qui ne serait pas médecin, pourrait donner une description exacte, s'il s'informait soigneusement, auprès des malades, de tout ce qu'ils éprouvent. Mais ce que le médecin doit apprendre sans que le malade le lui dise, est omis en grande partie ; cependant, ces notions sont diverses suivant les cas, et quelques-unes ont de l'importance pour l'interprétation des signes. Or, quand il s'agit de cette interprétation pour l'appliquer au traitement, je diffère, en beaucoup de points, du mode d'exposition qu'ont pris les auteurs des Sentences cnidiennes, et je leur refuse mon assentiment, non seulement pour cette raison, mais encore parce qu'ils se sont servis d'un très petit nombre de remèdes, car toute leur thérapeutique se borne, excepté dans les maladies aigues, à prescrire des médicaments purgatifs, du petit lait et du lait, suivant l'opportunité. Si ces remèdes étaient bons et s'ils convenaient aux maladies pour lesquelles ils ont été prescrits, ils seraient d'autant plus dignes de louanges que le nombre en est petit et que pourtant ils rempliraient leur objet ; mais il n'en est pas ainsi. Toutefois les auteurs qui ont refondu les Sentences cnidiennes ont donné quelque chose de plus médical sur ce qu'il convient d'administrer dans chaque cas. Les anciens, non plus, n'ont écrit rien d'important sur le régime des malades; et c'est une grave omission. Quelques-uns n'ont ignoré ni les diverses faces que présentent les maladies, ni leurs divisions multiples; mais, voulant démontrer avec exactitude les variétés de chaque maladie, ils se sont égarés Car, sans doute, le dénombrement ne serait pas facile si, pour caractère du partage d'une maladie en espèces, on recherchait en quoi un cas diffère d'un autre, et si à chaque affection qui, d'après ce principe, ne paraîtrait pas identique, on imposait un nom qui ne fût pas le même.

2. Pour moi, il me convient d'appliquer la réflexion dans toutes les parties de l'art médical : ce qui doit être fait bien et régulièrement, il faut le faire bien et régulièrement ; ce qui doit être fait vite, il

faut le faire vite ; ce qui doit être fait proprement, il faut le faire proprement ; ce qui doit être opéré par la main sans douleur, il faut l'opérer avec le moins de douleur possible ; et ainsi dans tout le reste, il faut s'efforcer de l'emporter sur les autres en faisant mieux qu'eux. Je donnerais surtout des éloges au médecin qui saurait se conduire avec une habileté supérieure, dans les maladies aiguës, qui sont les plus funestes à l'humanité. Les maladies aiguës sont celles que les anciens ont nommées pleurésie, péripneumonie, phrénésie, léthargie, causus, et les autres affections qui en dépendent et où la fièvre est généralement continue. Quand il ne règne pas épidémiquement une forme commune de maladies pestilentielles, mais que les affections, étant sporadiques, sont semblables à celles qui sévissent habituellement, alors il meurt par les maladies aigues bien plus de monde que par toutes les autres réunies. Le vulgaire ne connaît guère les médecins plus habiles que les autres à soigner ces affections ; et il est plus disposé à louer et à blâmer les médications extraordinaires. Ce qui prouve encore manifestement que ces maladies sont celles dont il est le moins capable d'apprécier le traitement, c'est que ceux qui ne sont pas médecins paraissent être médecins, justement dans ce qui regarde ces affections. Il est facile, en effet, d'apprendre les noms des substances qu'il est d'usage d'administrer dans ces cas. On n'a plus qu'à nommer la décoction d'orge, un vin tel ou tel, l'hydromel ; et le vulgaire qui voit que les médecins ordonnent toutes ces choses, s'imagine que les bons les ordonnent de la même façon que les mauvais ; mais il n'en est rien, et en cela il y a entre les médecins les plus grandes différences.

3. Ce qui me paraît surtout digne d'être consigné par écrit, ce sont les notions qui ne sont pas enseignées au médecin malgré l'importance qu'elles ont pour lui, et les pratiques qui produisent ou une grande utilité ou un grand dommage. Voici une de ces notions ignorées des médecins : pourquoi, dans les maladies aiguës, les uns passent-ils tout le temps à donner la décoction d'orge avec le grain même, pensant bien faire, tandis que les autres mettent tout leur soin à empêcher que le malade n'avale un seul grain d'orge, croyant qu'il en résulterait un grand mal, et ne donnant la décoction d'orge qu'après l'avoir passée par le filtre ? D'autres enfin ne voudraient

prescrire la décoction d'orge, ni filtrée, ni avec le grain ; ceux-ci, jusqu'à ce que le malade ait atteint le septième jour; ceux-là, jusqu'au moment où la crise soit survenue. Les médecins ne sont pas dans l'habitude d'agiter de tels problèmes; et, s'ils les agitaient, ils n'en trouveraient peut-être pas la solution. Et cependant, il en rejaillit, dans le public, une grande défaveur sur toute la profession médicale, à tel point qu'on s'imagine qu'il n'existe réellement pas de médecine; car, dans des maladies aiguës, les praticiens différeront tellement entre eux, que la prescription faite par l'un comme la meilleure, sera condamnée par l'autre comme mauvaise. A ce point, on est disposé à comparer la médecine avec l'art des devins : les devins regardent le même oiseau comme de bon augure s'il vole à gauche, comme de mauvais augure s'il vole à droite ; et semblablement, de l'inspection des entrailles ils tirent des inductions différentes, suivant les différents cas ; mais d'autres devins ont, sur les mêmes choses, des avis diamétralement opposés. Je dis donc que la question que je viens de soulever est belle et touche à la plupart des points de l'art médical et aux plus importants ; car elle peut beaucoup, pour tous les malades sur leur rétablissement, pour les gens bien portants sur la conservation de leur santé, pour les personnes livrées aux exercices gymnastiques sur l'accroissement de leurs forces ; en un mot, elle s'applique à tout ce qu'on voudra.

4. Arrêtons-nous donc à la décoction d'orge, qui, parmi les aliments tirés des céréales, me paraît avoir été judicieusement choisie, dans le traitement des maladies aiguës. Je loue ceux qui firent ce choix; car le mucilage qu'elle renferme est adoucissant, homogène, agréable, coulant ; il contient une humidité suffisante, il apaise la soif, il facilite les évacuations alvines, s'il en est quelque besoin; il n'a rien d'astringent, il ne cause aucun trouble fâcheux dans la digestion, il ne se gonfle pas dans l'estomac ; l'orge par la cuisson s'est autant gonflée qu'elle le pouvait naturellement. Cela posé, voici les règles à suivre à l'égard de ceux dont la maladie n'est pas assez grave pour exclure la décoction d'orge non passée : ils ne doivent rester, pour ainsi dire, aucun jour sans en prendre ; ils en useront sans aucune intermission, à moins que l'administration d'une purgation n'oblige à en suspendre l'usage pendant quelque

temps. Ceux qui ont l'habitude de faire deux repas par jour en prendront deux fois ; ceux qui ont l'habitude de ne faire qu'un seul repas, en prendront d'abord une seule fois ; puis, si le cas le permet, on en augmentera progressivement la mesure, et on la donnera, à eux aussi, deux fois, selon que le besoin s'en fera sentir. Quant à la quantité, il suffira, au début, de ne donner la décoction d'orge ni copieuse, ni très épaisse. On en réglera la proportion d'après la quantité d'aliments que le malade avait l'habitude de prendre, afin d'éviter une trop grande déplétion des vaisseaux. S'agit-il d'augmentation ? La dose se règle sur les observations suivantes : si la maladie a un caractère prononcé de sécheresse, on n'augmentera pas la quantité de la décoction, et, avant que le malade ne la prenne, on lui fera boire ou de l'hydromel, ou du vin, ou ce qui conviendra : ce qui convient suivant chacun des cas sera expliqué. Si, au contraire, la bouche s'humecte, si l'expectoration pulmonaire est telle qu'elle doit être, on peut dire en précepte général, qu'il faut accroître la mesure de la décoction d'orge ; car une humectation prompte et abondante annonce la promptitude de la crise, une humectation plus lente et moindre en annonce le retard. Ces observations, en soi, sont vraies généralement, et il en reste beaucoup d'autres, importantes également, qui servent de signes, et dont il sera question tout à l'heure. Plus les évacuations sont abondantes, plus il faut augmenter la quantité de la décoction d'orge jusqu'à la crise ; et même on observera le régime, deux jours encore au-delà, soit que la maladie paraisse se juger le cinquième jour ou le septième ou le neuvième, afin de se garder également du jour pair et du jour impair; ces deux jours passés, on donnera, le matin, de la décoction d'orge, et le soir on la remplacera par des aliments. Telles sont les règles à suivre, en général, dans le régime des malades qui, dès le début, ont pu être mis à l'usage de la décoction d'orge non passée. De cette façon, les douleurs dans les affections pleurétiques cessent aussitôt spontanément quand une expectoration quelque peu considérable commence à s'établir ; les évacuations sont bien plus complètes, les empyèmes se forment moins que sous un autre régime, et les crises sont plus simples, plus décisives et moins sujettes aux récidives.

5. La décoction doit être préparée avec l'orge la meilleure et aussi

bien cuite que possible, à moins que vous ne vouliez vous servir de l'eau d'orge seulement. Car, outre les autres vertus de la décoction, le coulant qu'elle a, fait que l'orge avalée ne nuit pas ; nulle part elle n'adhère ni ne s'arrête en passant par les conduits qui traversent la poitrine. La décoction la mieux cuite est la plus coulante, la plus désaltérante, la plus digestible, celle qui résiste le moins à l'action de l'estomac, et elle a besoin de toutes ces qualités. De son côté, si le médecin ne prend pas toutes les précautions pour que l'administration de la décoction d'orge remplisse complètement son objet, il en résultera des inconvénients multipliés pour le malade. En effet, quand les matières excrémentitielles restent dans les intestins, l'administration de la décoction d'orge, avant une évacuation préalable, exaspérera la douleur si elle existe déjà, et la produira aussitôt si elle n'existe pas ; la respiration deviendra plus fréquente, ce qui est un mal, car cette fréquence dessèche le poumon et fatigue les hypochondres, l'hypogastre et le diaphragme. Autre précaution à prendre : la douleur de côté persiste avec continuité, elle ne cède pas aux embrocations ; l'expectoration, loin de se faire, devient visqueuse, sans coction ; dans cet état, si le médecin ne résout pas la douleur, ou par des évacuations alvines ou par l'ouverture de la veine, suivant celui de ces moyens qui paraîtra convenable, et qu'il prescrive l'administration de la décoction d'orge, la mort des malades ne tardera pas à survenir. Par ces raisons et par d'autres encore plus efficaces, les malades mis à l'usage de la décoction d'orge non passée succombent le septième jour et même plus tôt, les uns pris du délire, les autres étouffés par l'orthopnée et par le râle. C'est à ces malades que les anciens appliquaient la dénomination de frappés, à cause de leur mort rapide, et aussi parce qu'après le décès, le côté est trouvé livide comme si un coup avait été reçu ; cet effet résulte de ce qu'ils périssent avant que la douleur ne se résolve. Car promptement la respiration s'embarrasse ; l'haleine devenant fréquente et précipitée, les crachats prennent, comme il a été dit plus haut, une viscosité sans coction, qui en empêche l'expulsion ; arrêtés dans les voies pulmonaires, ils produisent le râle ; et, quand le mal en est à ce point, la mort est généralement inévitable ; car les crachats, retenus, d'une part empêchent l'air de pénétrer au-dedans, et d'autre part le forcent à se porter au-dehors avec rapidité ; et ainsi le mal aide au mal : les crachats, retenus, précipitent la respiration; la respiration, précipitée, rend les crachats visqueux et met obstacle à leur sortie. Ces accidents surviennent non seulement quand on fait usage de la décoction d'orge à contretemps, mais bien plus encore quand on mange ou quand on boit quelque substance qui convient moins que la décoction d'orge.

6. Il importe donc de prendre des précautions, à peu près analogues, pour les malades que l'on met soit à l'usage de la décoction d'orge non passée, soit à l'usage de la décoction passée, mais différentes pour ceux à qui l'on n'administre ni l'une ni l'autre et qui prennent exclusivement des boissons. Voici en général ce qu'il faut faire : Si le malade venant de manger et n'ayant pas encore eu d'évacuation alvine, la fièvre commence, soit avec douleur, soit sans douleur, on s'abstiendra de prescrire la décoction d'orge non passée, jusqu'à ce qu'il suppose que les matières alimentaires sont descendues dans la partie inférieure de l'intestin. S'il ressent quelque douleur, on lui fera prendre des boissons; ce sera de l'oxymel, chaud en été, froid en hiver ; et, si l'altération est grande, on prescrira de l'hydromel et de l'eau. Plus tard, si quelque douleur se fait sentir, ou s'il se manifeste quelque symptôme dangereux, on donnera la décoction d'orge non passée, claire et en petite quantité, mais on ne la donnera, si le malade est fort, qu'après le septième jour. Dans le cas, au contraire, où, le malade venant de manger, les matières alimentaires ne descendraient pas, on le purgera s'il est robuste et dans la fleur de l'âge; s'il est plus faible, on lui prescrira un suppositoire, à moins que des évacuations alvines ne surviennent spontanément en abondance. Il est, au début et dans tout le cours de la maladie, un temps sur lequel il faut spécialement se régler pour administrer la décoction d'orge non passée : quand les pieds sont froids, on suspendra la décoction d'orge, et surtout on s'abstiendra de donner des boissons ; mais quand la chaleur est descendue dans les pieds, alors c'est le moment de donner la décoction d'orge; soyez sûr que ce choix du temps, s'il a de l'importance pour toutes les maladies, en a surtout dans les maladies aiguës, et d'autant plus qu'elles sont plus fébriles et plus dangereuses. Reste à régler l'usage de la décoction d'orge passée : on la prescrit d'abord seule, puis on arrive à la décoction d'orge non passée, en considérant avec attention les

signes décrits plus haut.

7. Dans la douleur de côté, soit qu'elle survienne dès le début, soit qu'elle survienne plus tard, il n'est pas hors de propos d'user d'abord des fomentations pour essayer de la dissiper. Des fomentations, la plus puissante est l'eau chaude renfermée dans une outre, ou dans une vessie, ou dans un vase d'airain, ou dans un vase de terre cuite. Il faut interposer quelque corps mou, afin que le contact n'en soit pas douloureux. Il est bon aussi d'appliquer une grosse éponge molle que l'on trempe dans l'eau chaude et que l'on exprime ; on recouvrira d'un linge la fomentation ; de cette façon, la chaleur s'en maintiendra plus longtemps, et la vapeur n'en ira pas dans la respiration du malade, à moins que cette inspiration de vapeur chaude n'ait quelque utilité, car il est des cas où elle en a. On peut encore prendre de l'orge ou de l'ers pilé, qu'on délaiera dans une eau vinaigrée, un peu plus acide qu'il ne faudrait pour qu'on la bût; on fera bouillir ce mélange, on le coudra dans un sac et on l'appliquera sur le côté ; on se servirait du son de la même manière. Quant aux embrocations sèches, ce qui convient le mieux c'est du sel ou du sorgho torréfié («holcus sorghum», Lin.), que l'on met dans des sachets de laine. Le sorgho, en effet, est atténuant et adoucissant; une semblable embrocation résout les douleurs, même celles qui s'étendent à la clavicule, tandis que la phlébotomie n'est pas aussi efficace, à moins que le point douloureux ne soit vers les clavicules. Mais, si les applications chaudes n'emportent pas la douleur, il ne faut pas y insister longtemps, car elles ont pour effet de dessécher le poumon et de favoriser la suppuration. La douleur se déclarant vers la clavicule, ou une pesanteur se faisant sentir dans le bras, ou autour de la mamelle, ou au-dessus du diaphragme, il importe d'ouvrir la veine interne au pli du coude, et de ne pas hésiter à tirer une grande quantité de sang, jusqu'à ce que ce liquide coule beaucoup plus rouge, ou qu'au lieu d'être vif et rouge, il prenne une coloration foncée, car ces deux choses arrivent. La douleur étant, au contraire, bornée aux régions sous-diaphragmatiques, et ne se déclarant pas vers la clavicule, il faut procurer des évacuations alvines, ou avec l'hellébore noir (*helleborus orientalis*, Linn.; *helleborus officinalis*, Salisb.), ou avec l'euphorbe (*euphorbia peplus*, Linn .) ; il faut associer : à l'hellébore noir, le

daucus de Crète (*athamanta cretensis,* Linn.), le séseli de Crète (t*ordylium officinale,* Linn.), le cumin *(cuminum cymilum,* Linn.), l'anis (*pimpinella anisum,*Linn.), ou quelque autre des plantes odorantes ; à l'euphorbe, le suc d'assa-foetida ; car ces substances mêlées ensemble ont des conformités respectives. L'hellébore noir produit des évacuations meilleures, et plus favorables aux crises que l'euphorbe; cette dernière, à son tour, est plus propre à provoquer l'expulsion des gaz ; toutefois, ces deux médicaments calment la douleur; au reste, plusieurs autres purgatifs jouissent de la même propriété ; mais les deux que je viens de nommer, sont les plus efficaces de tous ceux que je connais. Remarquons encore que l'on peut incorporer les purgatifs dans la décoction d'orge non passée ; mais, pour les employer ainsi, il faut qu'ils ne soient pas trop repoussants, ou par l'amertume, ou par quelque autre mauvais goût, ou par leur quantité, ou par leur couleur, en un mot, par une qualité quelconque suspecte au malade. Immédiatement après que la purgation est prise, on donnera de la décoction d'orge non passée, presque en aussi grande quantité que d'ordinaire; mais il est convenable d'en suspendre l'usage pendant que le purgatif opère ; puis, quand l'effet a cessé de s'en faire sentir, le malade prendra une dose de la décoction, moindre que d'habitude ; après cela, il faut augmenter progressivement la quantité de la décoction, si la douleur a cessé et si rien autre ne la contre-indique. J'applique le même raisonnement (car je pose en principe général qu'il vaut mieux donner de prime abord une décoction, passée ou non passée, que, mettant le malade à une abstinence rigoureuse, commencer l'usage de la décoction le troisième jour, ou le quatrième, ou le cinquième, ou le sixième, ou le septième, à moins toutefois que la crise de la maladie ne soit arrivée auparavant), j'applique, dis-je, le même raisonnement aux cas où convient la décoction d'orge passée; ici aussi il faut employer ces moyens préparatoires, saignée ou purgation, dont j'ai parlé.

8. Telles sont, suivant moi, les règles de l'administration de la décoction d'orge, passée ou non passée ; quant aux boissons, quelle que soit celle, parmi les boissons dont je traiterai, que le malade doive prendre, on suivra en général la même marche. Je sais que les médecins font, en réalité, le contraire de ce qu'il faudrait faire ;

tous veulent dessécher, au début, le malade par une diète absolue, pendant deux ou trois jours ou même davantage, puis administrer les décoctions et les boissons. Peut-être s'imaginent-ils que, le corps ayant éprouvé un grand changement, il importe d'opposer quelque grand changement contraire. Sans doute, changer n'est pas d'un mince avantage, mais il faut changer à propos et avec sûreté, et surtout savoir, après le changement, prescrire les aliments. Ceux qui souffriraient le plus d'un changement inhabile, seraient les malades que l'on mettrait, après une abstinence absolue, à l'usage de la décoction d'orge non passée ; il en résulterait aussi du mal pour ceux à qui l'on ferait prendre simplement la décoction passée ; enfin, la seule administration de boissons suffirait pour nuire ; mais c'est ce qui produirait le moins d'inconvénients.

9. Pour s'instruire, il faut observer ce qui, dans le régime, est utile aux hommes, pendant qu'ils sont encore dans l'état de santé ; car, si une alimentation telle ou telle, même chez les gens bien portants, présente de grandes différences en toutes circonstances, et surtout dans les changements de l'une pour l'autre, comment pourrait-il se faire qu'elle ne présentât pas aussi des différences considérables dans les maladies, et d'autant plus que les maladies sont plus aiguës ? En santé, il faut savoir qu'user, avec une régularité toujours la même, d'aliments et de boissons de qualité ordinaire est, en général, plus sûr que d'opérer, en son régime, quelque brusque et grand changement. En effet, soit qu'on ait l'habitude de faire deux repas par jour, soit qu'on n'en fasse qu'un, les changements soudains causent souffrance et faiblesse. Qu'un homme, qui n'est pas dans l'usage de déjeuner, vienne à faire un repas le matin, aussitôt il en souffre, il devient pesant de tout le corps, faible et inactif ; si, dans cet état, il se met à dîner, il a des rapports aigres, quelquefois il survient de la diarrhée, parce que les voies digestives ont été surchargées d'un poids extraordinaire, habituées qu'elles étaient à avoir un intervalle de sécheresse, à ne pas recevoir deux fois un fardeau, à ne pas digérer deux fois des aliments. Il convient, dans ce cas, de contrebalancer le changement que le régime alimentaire a éprouvé : on fera un somme, et pour le faire on s'arrangera comme on s'arrange pour la nuit après le dîner, c'est-à-dire qu'on dormira à l'abri du froid pendant l'hiver, à l'abri du chaud pendant

l'été; si l'on ne peut dormir, on fera une longue marche à pas lents, en se promenant, sans s'arrêter; on ne dînera pas, ou, si l'on dîne, on ne mangera que peu, et des choses non malfaisantes ; on boira encore moins, et, si l'on boit, que ce ne soit pas de l'eau. Avec de telles habitudes, les souffrances seraient encore plus grandes si l'on mangeait trois fois par jour jusqu'à satiété ; plus grandes encore si l'on mangeait plus souvent, cependant, il en est beaucoup à qui trois repas copieux par jour ne causent aucun inconvénient, mais c'est qu'ils y sont habitués. D'un autre côté, ceux qui ont l'usage de manger deux fois, sont, s'ils ne déjeunent pas, faibles, débiles et impuissants à tout travail : ils souffrent de l'estomac, ils éprouvent des tiraillements dans les entrailles, l'urine devient chaude et foncée, et les selles sont très échauffées ; chez quelques-uns même un goût d'amertume se fait sentir dans la bouche, les yeux se creusent, les tempes battent, les extrémités se refroidissent, et la plupart de ceux qui ont omis leur déjeuner habituel, n'ont plus d'appétit à l'heure du dîner ; s'ils dînent, ils éprouvent de la pesanteur d'estomac, et leur sommeil est bien plus pénible que s'ils avaient déjeuné comme à leur ordinaire. Quand donc de tels accidents surviennent, même dans l'état de santé, pour un changement du régime pendant une demi-journée seulement, il est évident qu'il ne faut pas faire, dans l'état de maladie, ces changements en plus et en moins que font les médecins. Puisque ceux qui ont omis leur déjeuner ordinaire, et ainsi passé toute une journée sans manger, éprouvent, s'ils dînent autant que de coutume, de la pesanteur après avoir dîné, naturellement ils éprouveront bien plus de pesanteur si, se sentant mal à l'aise et faibles à cause de l'omission de leur déjeuner, ils dînent plus que de coutume. Une abstinence encore plus prolongée, et remplacée soudainement par un dîner, chargerait encore davantage l'estomac. Il convient que celui qui aura omis son déjeuner habituel, contrebalance, ce jour-là, les effets de cette omission, c'est-à-dire qu'il évite le froid, la chaleur et la fatigue, car il supporterait tout cela avec peine; son dîner, beaucoup moindre que d'habitude, sera composé, non d'aliments qui aient des propriétés sèches, mais de substances humectantes; la boisson qu'il prendra ne sera pas aqueuse ni moindre que ne l'exige la proportion des aliments solides ; le lendemain il déjeunera peu, afin de revenir graduellement à son habitude. Les gens chez lesquels prédomine la bile amère dans les parties supérieures des voies digestives, supportent plus péniblement les épreuves de cette nature; au contraire, les gens chez lesquels prédomine la pituite dans la partie supérieure des voies digestives, souffrent moins, en général, de l'abstinence, de sorte que l'omission d'un repas contre l'habitude leur est moins sensible. En définitive, cela prouve suffisamment que les plus grands changements, dans ce qui touche à la nature et à la constitution de notre corps, sont les causes morbifiques les plus actives ; à plus forte raison n'est-il possible, dans les maladies, ni de prescrire une rigoureuse abstinence à contretemps, ni d'administrer des substances alimentaires pendant l'acuité et l'inflammation, ni, en un mot, de faire un changement soudain et complet soit dans un sens, soit dans un autre.

10. On pourrait citer encore beaucoup d'autres observations analogues relatives aux organes digestifs. C'est ainsi que l'on supporte bien les aliments et les boissons auxquels on est accoutumé, même quand la qualité n'en est pas bonne naturellement, et que l'on supporte mal les aliments et les boissons auxquels on n'est pas habitué, même quand la qualité n'en est pas mauvaise. S'il s'agissait des effets qui se manifestent quand on mange, contre son habitude, ou beaucoup de viande, ou de l'ail, ou la tige ou le suc de l'assa-foetida, ou d'autres substances semblables douées de propriétés énergiques, on s'étonnerait moins qu'il en résultât, plus que de toute autre chose, de graves inconvénients pour les organes digestifs. Mais considérez combien la pâte de farine d'orge produit de trouble, de surcharge, de gaz, de tranchées chez les individus qui n'ont pas l'habitude d'en manger, et combien de pesanteur et de tension dans l'estomac le pain engendre chez ceux qui sont habitués à manger de la pâte ; considérez combien le pain même, mangé chaud, cause de soif et une plénitude soudaine, à cause de ses qualités desséchantes et de la lenteur avec laquelle il passe; considérez combien il est différent de manger, contre son usage, du pain de fine farine ou du pain de farine grossière, de la pâte d'orge ou sèche, ou humide, ou gluante; combien cette pâte récente agit, chez ceux qui sont habitués à de la pâte ancienne, diversement de la pâte ancienne chez ceux qui sont habitués à de la pâte récente ; considérez ce qu'on éprouve quand on change subitement l'usage

de boire du vin ou de boire de l'eau; ce qu'on éprouve encore, même quand on ne fait que changer soudainement et contre son usage le vin coupé d'eau et le vin pur : le premier produit une abondance d'humeurs dans les cavités supérieures et des gaz dans les cavités inférieures; le second cause des battements dans les veines, de la pesanteur de tête et de la soif. Il n'est pas jusqu'à un simple changement d'un vin blanc pour un vin rouge, ou d'un vin rouge pour un vin blanc, quand même tous les deux seraient également forts, qui ne modifiât grandement l'économie ; à plus forte raison ne doit-on pas s'étonner si elle est modifiée par le passage d'un vin faible à un vin fort ou d'un vin fort à un vin faible.

11. Disons maintenant ce qui doit se dire en faveur du raisonnement de mes adversaires : le changement du régime a été fait, dans les cas que je viens d'énumérer, sans que le corps, par un changement quelconque, eût ou gagné de la vigueur, de sorte qu'il fallût augmenter la quantité des aliments, ou perdu de la vigueur, de sorte qu'il fallût diminuer cette quantité. Soit; mais aussi, quand dans la maladie vous faites un changement, ayez égard aux forces du malade, au caractère du mal, de la constitution et du régime habituel, non seulement quant aux aliments, mais encore quant aux boissons. Il faut cependant incliner bien moins vers l'augmentation que vers le retranchement, puisque même un retranchement absolu est d'une grande utilité dans les cas où le malade sera en état de se soutenir jusqu'au moment où la maladie, arrivée à son summum, ait subi la coction; je parlerai des circonstances où il faudra suivre cette règle. On pourrait encore rapporter beaucoup d'autres exemples, empruntés à l'état de santé, et applicables, par analogie, à mon objet ; mais voici une preuve meilleure, puisque, au lieu de s'appliquer par analogie au sujet duquel je traite principalement, elle est ce sujet même, et donne ainsi l'enseignement le plus décisif. Au début des maladies aiguës, il arrive que les uns prennent des aliments le jour même, et quand le mal a déjà commencé; les autres en prennent le lendemain, d'autres mangent la première bouillie venue, d'autres enfin mangent du cycéon (préparation, de consistance de bouillie, faite ordinairement avec du vin, de la farine d'orge grillée, du miel, de l'eau et du fromage). Il vaudrait mieux sans doute avoir suivi un autre régime que s'être ainsi

alimenté; cependant il résultera beaucoup moins de mal d'un écart commis à ce moment de la maladie, que si, après avoir fait une abstinence rigoureuse pendant les deux ou trois premiers jours, on se mettait à prendre de tels aliments le quatrième ou même le cinquième jour. Le mal serait encore plus grand si, l'abstinence ayant été prolongée pendant les quatre ou cinq premiers jours, on mangeait dans les jours suivants, avant que la maladie ne fût venue à maturité. Évidemment, de telles erreurs de régime causent la mort à la plupart des malades, à moins que l'affection ne soit excessivement bénigne; mais les fautes du début ne sont pas aussi irréparables, il est beaucoup plus facile d'y remédier. Ce que je viens de dire est donc, suivant moi, la plus grande preuve qu'il ne faut pas priver, les premiers jours, de telle ou telle bouillie ceux qui bientôt après doivent faire usage de telle ou telle; et il y a ignorance radicale, d'une part, chez les médecins qui, prescrivant la décoction d'orge non passée ou ptisane entière, ne savent pas que l'usage en est pernicieux quand le malade commence à en prendre après une abstinence absolue (le deux ou trois jours ou même davantage; d'autre part, chez les médecins qui, ordonnant la décoction d'orge passée ou suc de ptisane, ne savent pas non plus que ce suc fait du mal si on l'amène d'une manière inhabile ; ce qu'ils savent (et aussi y prennent-ils garde), c'est que l'on cause de graves accidents, si, avant l'époque de la maturité de la maladie, on administre de la ptisane entière aux malades tenus jusqu'alors au suc de ptisane. En tout cela, on voit de grandes preuves que les médecins ne dirigent pas habilement le régime des malades : dans les maladies où il ne faut pas soumettre à une abstinence absolue ceux qui doivent plus tard prendre des ptisanes, ils imposent une diète rigoureuse ; dans les maladies où il ne convient pas de passer de l'abstinence aux ptisanes, ils prescrivent ce changement ; et, la plupart du temps, ils le prescrivent précisément dans des moments où souvent il conviendrait, si l'on avait donné des ptisanes, de se rapprocher de l'abstinence, par exemple, dans les cas où il arrive une exacerbation de la maladie. Quelquefois cette abstinence absolue, suivie d'alimentation, arrache des humeurs bilieuses crues à la tête et aux régions de la poitrine ; les malades sont en proie à des insomnies qui empêchent la coction de la maladie, ils deviennent chagrins et irritables, le délire s'empare d'eux, leurs yeux prennent de l'éclat, leurs oreilles se remplissent de bruit, leurs extrémités se refroidissent, l'urine est sans coction, les crachats sont ténus, salés, et légèrement colorés d'une teinte que rien ne mélange ; le cou se mouille de sueur, l'inquiétude est au comble; la respiration, embarrassée dans l'ascension de l'air, est fréquente ou très grande; un froncement funeste rapproche les sourcils, des défaillances fâcheuses surviennent, le malade repousse les couvertures qui pèsent sur sa poitrine, les mains sont tremblantes, et quelquefois la lèvre inférieure est agitée de mouvements. Tous ces symptômes, manifestés pendant la croissance des maladies, sont l'indice d'un violent délire, et la plupart du temps les malades succombent ; ceux qui survivent, réchappent par l'effet salutaire ou d'un dépôt, ou d'une hémorragie nasale, ou d'une expectoration de pus épais : il n'y a pas pour eux d'autres voies de salut. Je ne vois pas, non plus, que les médecins sachent comment il faut distinguer, dans les maladies, les différentes espèces de faiblesses entre elles, suivant qu'elles résultent ou de la vacuité des vaisseaux, ou de quelque irritation débilitante, ou de quelque souffrance, ou de l'acuité du mal, ou des affections et des formes diverses qu'engendrent chez chacun de nous notre tempérament et notre constitution; et cependant l'ignorance ou la connaissance de ces choses produit la mort ou le salut du malade. Sans doute, en un cas où la faiblesse est le résultat de la douleur et de l'acuité de la maladie, c'est un plus grand mal de faire prendre, en quantité, de la boisson, de la ptisane ou des aliments, dans la pensée que la débilité provient de la vacuité des vaisseaux; mais il est honteux aussi de ne pas reconnaître qu'un malade est faible par inanition, et d'aggraver son état par la diète. Cette erreur n'est pas sans quelque danger, quoiqu'elle en ait bien moins que la précédente, mais elle est beaucoup plus ridicule. En effet, si un autre médecin, ou même un homme étranger à la médecine, venant auprès du malade et apprenant ce qui s'est passé, recommande de boire et de manger ce que le médecin ordinaire avait défendu, il paraîtra avoir procuré un soulagement manifeste. Ce sont surtout ces cas qui, dans le public, font honte aux praticiens; car il semble que le nouveau venu, médecin ou étranger à la médecine, a pour ainsi dire ressuscité un mort. J'exposerai ailleurs, à ce sujet, les signes par lesquels on doit distinguer les différents cas.

12. On rapprochera des exemples relatifs aux organes digestifs les exemples suivants : si l'on se repose beaucoup contre son habitude, il n'en résulte pas pour le corps un accroissement de forces ; et si, après avoir prolongé outre mesure le repos, on se remettait subitement aux exercices, on commettrait une faute manifeste. Il en est de même pour chacune des parties du corps ; ce serait, dans le fait, une erreur de régime, que de donner subitement, par intervalles, un exercice forcé aux pieds et aux autres membres habitués à l'inaction ; le même effet serait produit sur les dents, sur les yeux, sur tout le reste en un mot. Une couchette même, ou plus molle, ou plus dure que d'habitude, cause du malaise ; et, si l'on couche en plein air sans y être habitué, le corps devient rigide. Il suffit de rapporter des exemples de tous les cas pareils : supposons un homme portant à la jambe une plaie qui ne soit ni très grave, ni très simple; supposons encore que sa constitution ne favorise ni ne gêne beaucoup la cicatrisation; si, dès le premier jour, il se couche et se soigne, s'il ne lève jamais sa jambe, il restera plus exempt d'inflammation, et il sera bien plus tôt guéri que s'il s'était fait traiter tout en marchant un peu ; qu'au contraire il veuille se lever et se mettre à marcher le cinquième, le sixième jour, ou même plus tôt, il souffrira plus que s'il avait marché un peu durant tout le cours du traitement; si, enfin, il se livre soudainement, un des jours ci-dessus indiqués, à une grande fatigue, il souffrira bien plus que si, ayant été traité tout en marchant un peu, il se livrait le même jour à la même fatigue. Ces exemples réunis concourent uniformément à prouver que tout changement soudain, qui s'écarte beaucoup de la règle dans un sens ou dans un autre, est nuisible ; et, de même que, pour le corps entier, le passage soudain d'un repos profond à un exercice extraordinaire est beaucoup plus nuisible que le contraire, de même on causera aux organes digestifs un dommage infiniment plus considérable en prenant, après une abstinence prolongée, sans transition, une quantité trop abondante d'aliments, qu'en passant, après une alimentation abondante, à l'abstinence. Si, dans le passage d'une alimentation abondante à l'abstinence, il faut donner du repos au corps, il faut aussi, quand on fait succéder subitement le repos et l'indolence à une grande activité corporelle, donner du repos au ventre, c'est-à-

dire diminuer la quantité des aliments ; sinon il en résultera, pour tout le corps, de la souffrance et une pesanteur générale.

13. J'ai traité longuement des changements du régime dans un sens ou dans un autre; si la connaissance en est utile pour toutes choses, elle l'est en particulier pour ce qui fait le sujet de ce livre : à savoir, sur le passage de l'abstinence à la ptisane entière dans les maladies aiguës. Il faut en effet opérer ce passage comme je le prescris, ensuite ne pas servir des ptisanes avant la maturation de la maladie, ou avant l'apparition de quelque signe, soit de vacuité, soit d'irritation débilitante, dans l'intestin ou dans les hypochondres : ces signes, j'en donnerai la description. Une veille prolongée rend plus difficile la digestion des boissons et des aliments; d'un autre côté, trop de sommeil contre l'habitude, relâche le corps, l'amollit et cause du mal de tête.

14. Le vin doux, le vin fort, le vin blanc, le vin rouge, l'hydromel, l'eau et l'oxymel sont employés dans les maladies aiguës, et je vais exposer les signes qui en déterminent l'usage. Le vin doux cause moins de pesanteur de tête et porte moins au cerveau que le vin fort, et il dispose un peu plus aux évacuations alvines, mais il gonfle la rate et le foie ; il n'est donc pas convenable à celui chez qui domine la bile amère, car il lui cause de la soif. Il produit des gaz dans la partie supérieure de l'intestin ; cependant il n'est pas aussi contraire à la partie inférieure qu'on pourrait le supposer d'après le gaz qui se développe ; car le gaz produit par le vin doux ne chemine guère, mais il s'arrête dans les hypochondres. En général il est moins diurétique que le vin blanc fort, mais il facilite davantage l'expectoration. Chez les personnes auxquelles il cause de la soif, il est moins expectorant que d'autres vins, mais il l'est davantage chez celles à qui il ne cause pas de soif. En expliquant ce qui concerne le vin doux, j'ai expliqué ce qu'il y avait à dire de plus important pour et contre le vin blanc fort; passant plus facilement dans la vessie, étant diurétique et apéritif, il pourra toujours être utile dans les maladies aigues ; car si, à d'autres égards, il convient moins que le vin doux, cependant l'évacuation qu'il procure par la vessie soulage le malade, si on l'active convenablement. Ces caractères relatifs à

l'utilité et à l'inconvénient de l'usage du vin, sont excellents, et ils n'avaient pas été enseignés par mes prédécesseurs. Quant aux vins paillets et rouges, astringents, les maladies aigries en permettent l'usage dans les circonstances suivantes : S'il n'y a ni pesanteur de tête ni transport au cerveau, ni arrêt de l'expectoration, ni suppression de l'urine, et que les selles soient trop fluides, trop abondantes, et qu'elles contiennent comme des lavures de chairs ; c'est dans ces cas et dans les cas analogues, qu'il conviendrait surtout d'abandonner le vin blanc pour celui dont il est ici question. Il faut savoir au reste que les vins astringents nuiront d'autant moins à toutes les parties supérieures et aux voies urinaires qu'ils seront plus coupés d'eau, et qu'ils feront d'autant plus de bien à l'intestin qu'ils seront plus purs.

15. L'hydromel, quand, dans une maladie aiguë, on le fait boire tant qu'elle dure, est, en général, moins convenable aux affections bilieuses et à celles où les viscères sont le siège d'engorgements inflammatoires, qu'aux affections qui ne présentent rien de pareil. Il altère moins que le vin doux, par cela même qu'il adoucit les voies respiratoires, qu'il active modérément l'expectoration, et qu'il calme la toux, possédant une vertu détersive, il est vrai, mais qui, étant peu active, laisse les crachats s'épaissir plus qu'il ne convient. Il jouit aussi de propriétés diurétiques, suffisantes, à moins qu'il n'y ait, dans les viscères, quelque obstacle à l'administration du miel; il provoque, plus que le vin doux, des selles bilieuses, tantôt louables, tantôt plus chargées de bile et plus écumeuses qu'il ne faudrait; cet effet se produit particulièrement quand les affections sont bilieuses, et les viscères le siège d'un gonflement inflammatoire. L'hydromel, étendu d'eau, facilite davantage l'expectoration et adoucit le poumon ; saturé de miel, il provoque davantage les selles écumeuses, plus chargées de bile et plus échauffées qu'il ne faudrait. Des selles semblables ont encore, d'un autre côté, de graves inconvénients; car, loin d'éteindre l'ardeur des hypochondres, elles l'excitent, causent l'anxiété du malade et l'agitation des membres, et produisent l'ulcération de l'intestin et du siège. J'exposerai les secours qu'il faut y opposer. Si, vous abstenant de toute ptisane passée ou non passée, vous mettez les malades à l'usage exclusif de l'hydromel dans les maladies aiguës, souvent vous vous en trouverez bien, et rarement vous vous en trouverez mal ; quant aux

cas où il faut le donner, à ceux où il ne faut pas le donner, et aux raisons qui en défendent l'emploi, j'ai exposé ce qu'il y a de principal. L'opinion commune condamne l'hydromel comme affaiblissant ceux qui en boivent, et l'on pense qu'il hâte la mort ; cela a été dit à cause de ceux qui se laissent mourir de faim; car quelques-uns dans cette intention, ne prennent que de l'hydromel, s'imaginant qu'il possède en réalité cette vertu affaiblissante; mais il n'en est nullement ainsi. En effet, bu seul, il est beaucoup plus nutritif que l'eau, à moins qu'il ne dérange le ventre ; et même, comparé avec un vin léger, faible et inodore, il est tantôt plus tantôt moins nourrissant. Mais, si l'on compare le vin pur et le miel pur, qui, sans doute, diffèrent grandement entre eux, on trouvera cependant, à en considérer respectivement la force nutritive, qu'une personne qui boira une certaine quantité de vin pur en sera beaucoup moins soutenue qu'elle ne le serait si elle avait pris une quantité de miel moitié moindre, pourvu que cette dernière substance ne provoque aucun dérangement intestinal ; car le miel fournira à la formation d'une beaucoup plus grande masse de matières alvines. On observera que, si le malade, étant à l'usage de la ptisane entière, buvait l'hydromel avant la ptisane, ce régime causerait trop de plénitude, engendrerait des gaz, et conviendrait mal aux viscères renfermés dans les hypochondres ; mais que, bu avant la ptisane, il ne nuit pas comme bu après ; loin de là, il est même de quelque avantage. L'hydromel cuit a une bien meilleure apparence que l'hydromel cru, il est brillant, léger, blanc et transparent; mais je ne saurais lui attribuer une propriété utile que l'hydromel cru ne possède pas également. Il n'est pas, en effet, plus agréable au goût, pourvu que le miel soit de bonne qualité; et, s'il est moins nutritif et produit moins de matières alvines, ni l'un ni l'autre de ces effets ne sont nécessaires à l'efficacité de l'hydromel. On ne l'emploiera cuit que si le miel n'est pas de bonne qualité, s'il est impur, noir et de mauvaise odeur; car la cuisson lui ôterait presque tout ce que ces défectuosités lui donnent de rebutant.

16. Vous trouverez ce qu'on appelle oxymel d'un emploi fréquent dans les maladies aiguës ; car cette boisson facilite l'expectoration et allège la respiration. Voici les circonstances qui en déterminent l'opportunité,: l'oxymel très acide n'exerce jamais une action

médiocre sur l'expectoration qui ne procède pas avec facilité; s'il amène les crachats qui obstruent les voies aériennes, s'il les rend glissantes, et s'il nettoie pour ainsi dire le larynx, il calme les souffrances du poumon ; car cette action est adoucissante pour cet organe ; si donc ces circonstances concourent, il exerce une influence très salutaire ; mais quelquefois l'oxymel très acide, loin de surmonter la résistance des crachats, les a rendus plus visqueux et est devenu nuisible. Cet accident survient surtout chez ceux qui, du reste, étant dans un danger imminent, ne peuvent ni tousser ni expectorer. A ce point il faut donc considérer les formes du malade, et, s'il y a de l'espérance, donner l'oxymel ; quand on le prescrit, il faut le faire prendre tiède, à petites doses, jamais beaucoup à la fois. Quant à l'oxymel peu acide, il humecte la bouche et la gorge, facilite l'expectoration et étanche la soif ; par la même vertu détersive, il est favorable aux hypochondres et aux viscères qui y sont renfermés; il prévient les inconvénients produits par le miel, et corrige ce que cette substance a de bilieux. Il a aussi la propriété de provoquer l'expulsion des gaz et de pousser aux urines; mais, dans la portion inférieure de l'intestin, il produit beaucoup d'humidité, et il détermine des déjections semblables à des raclures. Il est des cas, dans les maladies aiguës, où cette action devient nuisible, surtout parce qu'elle empêche les gaz de traverser l'intestin et qu'elle les force à remonter ; et facilement ainsi l'oxymel cause la faiblesse et le froid des extrémités ; c'est-là le seul inconvénient que je connaisse à l'oxymel modérément acide, et qui vaille la peine d'être consigné par écrit. Quand les malades sont au régime de la décoction d'orge, il convient qu'ils prennent, la nuit et à jeun, l'oxymel en petite quantité avant la décoction d'orge; et lorsqu'il s'est écoulé un long: temps après l'administration de cette décoction, rien ne les empêche de boire l'oxymel. Quand au contraire les malades sont au régime des boissons seules, sans décoction d'orge, il ne convient pas de les mettre à l'usage de l'oxymel durant tout le cours de la maladie, d'abord et surtout à cause de l'action par laquelle ce liquide racle ou irrite les intestins (action qui s'exercerait d'autant plus sur les voies intestinales qu'elles sont débarrassées de matières excrémentitielles, et que l'abstinence a diminué la masse des humeurs), ensuite parce qu'il ôterait à l'hydromel sa vertu nutritive. Si cependant il paraît utile d'administrer, durant tout le cours de la maladie, cette boisson en grande quantité, il faut y faire entrer une petite proportion de vinaigre, et de manière qu'on en reconnaisse seulement l'acidité ; de cette façon, les inconvénients attachés à l'oxymel seront réduits autant qu'il est possible, et il rendra tous les services qu'on en attend. En somme, l'acide du vinaigre convient mieux à ceux chez qui domine la bile amère, qu'à ceux chez qui domine la bile noire ; il dissout, en effet, et réduit en pituite les humeurs amères qu'il met en mouvement, mais il fait fermenter, soulève et multiplie les humeurs noires, car c'est de ces dernières que le vinaigre provoque l'évacuation. Il est généralement plus contraire aux femmes qu'aux hommes, attendu qu'il cause des douleurs de matrice.

17. L'eau, prise en boisson dans le cours des maladies aiguës, ne produit aucun autre effet que je puisse ajouter. N'adoucissant pas la toux dans les affections péripneumoniques, ni ne facilitant l'expectoration, elle a moins d'action que tous les autres breuvages, du moment qu'on en use uniquement ; mais, prise par intervalle entre l'oxymel et l'hydromel, un peu d'eau aide à l'expectoration par le changement de qualité des boissons, car l'eau cause une sorte d'inondation. Du reste, elle ne calme pas même la soif; loin de là, elle devient amère, car elle est bilieuse pour les tempéraments bilieux, et nuit aux hypochondres; mais jamais elle n'est plus nuisible, plus bilieuse, plus débilitante que lorsqu'elle est reçue dans les organes vides. Elle gonfle la rate et le foie, quand ils sont enflammés; elle forme, dans l'intérieur, une sorte de bouillonnement, sans pénétrer au fond des viscères ; elle passe lentement, parce qu'elle est de qualité un peu froide et de difficile digestion ; elle n'est ni laxative ni diurétique ; c'est encore un certain inconvénient qu'elle ne produise point de matières alvines ; et, s'il arrive que le malade la boive ayant les pieds froids, tous les effets nuisibles qui y sont attachés seront beaucoup augmentés, quel que soit celui qu'elle détermine. Néanmoins, quand le médecin soupçonnera, dans les maladies aiguës, ou une forte pesanteur de tête, ou un transport au cerveau, il s'abstiendra entièrement de donner du vin ; il prescrira de l'eau dans ce cas, ou tout au plus administrera-t-il un vin léger, paillet et dépourvu de bouquet, et après, le malade boira un peu d'eau ; de cette façon, l'action du vin se fera moins sentir sur la tête et l'intelligence. Quant aux cas où il faut prescrire

principalement l'eau pour boisson, aux cas où il faut en donner beaucoup, aux cas où il faut, en donner modérément, aux cas où il faut la donner froide, aux cas où il faut la donner chaude, les uns ont été exposés précédemment, et les autres le seront quand l'occasion s'en présentera. De la même façon, les autres boissons, telles que l'eau d'orge, le jus d'herbes, les décoctions de raisins secs, de marc d'olives, de froment, de carthame (carthamus tinctorius), les infusions de haies de myrte, de graines de grenade et autres, seront l'objet d'une explication dans la maladie même où il sera convenable d'en administrer quelqu'une ; je parlerai, en même temps, de la prescription des autres remèdes composés.

18. Le bain est utile dans un grand nombre de maladies, pour les unes tous les jours, pour les autres à de plus longs intervalles. Mais quelquefois il faut s'en abstenir, parce qu'on n'a pas tout ce qui y est nécessaire : dans peu de maisons, en effet, on trouve les ustensiles tout prêts, et les serviteurs sachant donner un bain; or, si le malade n'est pas baigné dans toutes les règles, il en souffrira beaucoup. Il faut une pièce qui ne fume pas, un bain abondant, de l'eau pour des affusions fréquentes, mais non très fortes, à moins que cela ne soit nécessaire au malade. Il vaut mieux ne point faire d'onction détersive sur le corps, et, si l'on en fait, la substance que l'on emploiera sera chaude, et étendue d'une beaucoup plus grande quantité d'eau que dans l'état de santé ; pendant l'onction, on arrosera le malade d'une assez grande quantité d'eau, et on l'arrosera encore aussitôt après. Il faut aussi que le malade n'ait que peu de chemin à faire pour aller à la baignoire, et qu'il puisse y entrer et en sortir facilement. Celui qui prend le bain, doit être paisible, garder le silence et ne rien faire par lui-même, mais il laissera les autres l'arroser et le frictionner. On aura tout prêt, et en grande quantité, un mélange d'eau froide et d'eau chaude pour arroser le malade à sa sortie du bain, et on versera sur lui l'eau à diverses reprises et avec rapidité ; on se servira, pour le sécher, d'éponges au lieu de brosses, et l'on oindra d'huile le corps avant qu'il ne soit très sec. On aura soin de sécher la tête autant que possible en l'essuyant avec une éponge, et on ne laissera se refroidir ni la tête, ni les extrémités, ni le reste du corps. Le malade ne doit pas se baigner quand il vient de prendre de la ptisane ou quelque boisson ; il ne doit, non plus,

prendre ni ptisane ni boisson immédiatement après être sorti du bain. Si le malade avait, en santé, le goût et l'habitude des bains, c'est à tenir en grande considération : ces personnes les désirent davantage, elles se trouvent bien de se baigner et se trouvent mal de ne pas le faire. Le bain convient généralement plus dans les péripneumonies que dans les fièvres ardentes ; en effet, il adoucit la douleur ressentie dans le côté, dans la poitrine et dans le dos, il mûrit l'expectoration, il la facilite, il dégage la respiration, il ôte le sentiment de lassitude par la propriété qu'il a de relâcher les articulations et la surface de la peau, il est diurétique, dissipe la pesanteur de tête et humecte les narines. Tels sont les avantages qui appartiennent à un bain donné avec tous les soins nécessaires; mais si, par faute d'arrangements domestiques, il y manque une ou plusieurs de ces conditions, il est à craindre que, loin d'être utile, il ne nuise, car, pour chacune de ces conditions qui n'aura pas été remplie comme il faut par les serviteurs, le malade souffre un grand inconvénient. On s'abstiendra surtout de donner des bains à ceux qui, dans les maladies, ont le ventre trop relâché, comme à ceux qui sont trop resserrés et qui n'ont point eu d'évacuation antécédente; on s'en abstiendra encore pour les malades débilités, pour ceux qui ont des nausées ou des vomissements, ou des renvois bilieux, pour ceux qui ont une hémorrhagie nasale, à moins que le sang ne coule trop peu abondamment ; or, vous savez quelle est la mesure de cet écoulement; et, dans le cas où l'épistaxis ne serait pas suffisante, on prescrirait un bain, soit entier si cela importe à cause des autres considérations, soit borné à la tête. Donc, les arrangements étant convenables, et le malade devant bien recevoir le bain, on lui en fera prendre un tous les jours ; quant à ceux qui aiment à se baigner, vous ne commettrez aucune faute en leur en faisant prendre deux par jour. Le bain convient beaucoup plus aux malades qui font usage de la ptisane entière qu'à ceux qui font usage seulement du suc de ptisane; cependant il leur convient aussi quelquefois ; enfin viennent en dernier lieu les malades qui sont tenus aux boissons seules, quoique, pour eux aussi, cette restriction ne soit pas absolue; c'est a l'aide des signes décrits plus haut, qu'on reconnaîtra les cas où, dans chacune de ces trois espèces du régime, le bain profitera ou ne profitera pas. En somme, ceux qui ont un grand besoin de quelqu'un des avantages que le bain procure, et qui offrent les symptômes que le bain soulage, devront être baignés ; au contraire, ceux dont l'état n'exige aucun des soulagements que le bain procure, et qui en outre présentent des signes qui en contre-indiquent l'emploi, ne devront pas être baignés.

ISBN : 978-1718612198

www.ingramcontent.com/pod-product-compliance
Lightning Source LLC
Chambersburg PA
CBHW030045230526
45472CB00005B/1682